Considérations sur l'étiologie des maladies en général et de la fluxion périodique en particulier.

La connaissance des influences qui favorisent ou occasionnent le développement des troubles morbides, qui les entretiennent ou les aggravent, offre un très grand intérêt. Souvent la notion exacte de la cause entraîne celle du traitement de la maladie. Bien plus, pour beaucoup de maladies il suffit de supprimer la cause ou de soustraire l'individu à son influence pour voir disparaître le trouble morbide. Enfin, au point de vue scientifique, il n'est guère possible d'avoir une idée complète d'une maladie sans être fixé sur sa cause réelle.

Malheureusement, au milieu des conditions complexes qui entourent les animaux, il n'est pas toujours possible de déterminer sûrement la part d'influence qui revient à chacune d'elles dans la production des diverses entités morbides.

Cette difficulté n'a pas toujours arrêté les cliniciens. Souvent ils ont considéré comme faits acquis ce qui n'était encore qu'hypothèses ! Ils ont cru voir une relation de cause à effet là où, parfois, il n'y avait qu'une simple coïncidence ! Et si, plus tard, dans d'autres circonstances, il ne leur était pas possible de rattacher la maladie aux influences causales, précédemment entrevues, ils ont formulé, sans plus d'hésitation, de nouvelles théories tout aussi hypothétiques que les premières !

Puis, ceux qui ont publié des ouvrages didactiques ont très généralement accepté, sans les contrôler, ou même parfois en dépit des résultats fournis par l'expérimentation, les données émanant des praticiens. C'est ainsi que le chapitre ÉTIOLOGIE de la nosologie s'est grossi peu à peu au point qu'il est enseigné maintenant, que la même condition ou *cause morbide* a la puissance de donner lieu au développement des maladies les plus diverses ; et que la plupart des maladies peuvent être occasionnées par des causes dont le mode d'action est absolument différent !...

Est-ce à dire qu'il faille rejeter sommairement toutes les hypothèses basées seulement sur l'observation clinique ? En aucune façon. Certaines de ces hypothèses peuvent être fondées. Elles peuvent d'ailleurs fournir des indications à ceux qui disposent d'éléments d'expérimentation. Toutefois, il convient de ne leur accorder provisoirement que l'importance qu'elles méritent.

Quand on parcourt les ouvrages qui se rapportent à l'étude de la *fluxion périodique,* on est surtout frappé par le fait que nous signalions plus haut. A en croire les auteurs, cette maladie pourrait être occasionnée par les influences pathogéniques les plus variées.

Les sols argileux, les terrains bas, l'air humide, les climats brumeux, l'alimentation par les légumineuses et les fourrages aqueux, peu alibiles ou de mauvaise qualité, certaines conformations de l'œil, la consanguinité, le tempérament lymphatique, le travail précoce, l'émigration, l'insalubrité des écuries, la dentition, le tirage au collier, la dépaissance, les causes directes d'irritation sur l'œil, l'hérédité ; toutes ces conditions, et peut-être d'autres encore ont été invoquées comme susceptibles de donner lieu au développement de la fluxion périodique, ou tout au moins d'y prédisposer les sujets.

Est-il admissible, *a priori,* qu'une maladie qui a une si grande régularité d'allures, de traits, puisse être indifféremment l'effet de causes dont le mode d'action sur l'organisme est si différent ?

Envisagée isolément, chacune de ces conditions ne paraît pas d'ailleurs avoir l'influence qu'on lui attribue dans le développement de la fluxion périodique. Prenons par exemple l'*émigration :*

Qu'un cheval né et élevé dans une localité où la fluxion est inconnue soit, à un moment donné, dirigé sur une contrée où elle est endémique, il y aura évidemment des chances pour que ce cheval devienne fluxionnaire. Mais il faut pour le moins de la complaisance pour voir là l'effet de l'émigration proprement dite.

Au surplus, ne voit-on pas tous les jours des chevaux dirigés du nord sur le midi ou réciproquement, sans que pour cela ils viennent à contracter la fluxion ? Et a-t-on jamais remarqué que cette maladie acquiert une fréquence exceptionnelle sur les chevaux de troupe après les changements de garnison ?

Loin d'être une cause occasionnelle ou déterminante de la fluxion, l'émigration peut même devenir la condition nécessaire à la cessation des accès.

Examinons encore l'influence du *séjour dans les lieux humides :* l'Angleterre et le Danemarck jouissent d'un climat très humide et pourtant on n'observe la fluxion qu'exceptionnellement dans ces contrées. Fait plus important encore : en Camargue, les chevaux paissent au milieu des marécages sans jamais contracter la maladie.

Prenons enfin l'*hérédité :* Tous les faits qui ont été produits dans le but d'établir que la fluxion périodique pouvait se transmettre des ascendants aux descendants par le seul fait de la puissance héréditaire ayant été recueillis dans des régions où l'affection est endémique, ne sauraient avoir, dans la question, qu'une valeur très relative. Du moment, en effet, que les ascendants et les produits se trouvent soumis à l'influence des mêmes causes pathogéniques, il n'est pas extraordinaire qu'ils contractent les mêmes maladies !

Quant à nous, nous ne croyons pas à la transmission héréditaire de la fluxion des yeux, parce que, dans les pays où elle est endémique, elle se montre sur les produits issus de parents fluxionnaires et sur ceux issus de parents sains, *à peu près dans les mêmes proportions;* parce que encore les produits nés de parents fluxionnaires restent indemnes de la maladie chaque fois qu'après leur naissance ils sont dirigés sur des localités où l'affection est inconnue.

En somme, s'il y a quelque chose d'héréditaire dans la fluxion périodique, à coup sûr, ce n'est pas la maladie; c'est au plus la *prédisposition.*

Nous arriverions aux mêmes conclusions si nous étudions les autres conditions réputées causales de cette affection.

Maintenant si, des données que la science possède sur l'étiologie de la fluxion périodique, nous passons aux propositions concernant la nature de cette maladie, nous allons retrouver les mêmes contradictions et les mêmes inconséquences.

Ainsi, certains auteurs, plus particulièrement frappés par les phénomènes initiaux et les symptômes qui, prédominant pendant les accès, y ont vu les caractères des maladies inflammatoires.

D'autres, prenant en considération la périodicité de l'affection, l'ont assimilée aux fièvres intermittentes.

D'autres encore « attendant pour se fixer sur la nature de la maladie que l'autopsie vînt leur révéler les lésions qu'elle a laissées après elle, l'ont comparée au glaucome. »

D'autres, enfin, y ont vu une hypersécrétion de la séreuse qui tapisse les chambres de l'œil.

Aucune de ces opinions ne satisfait l'esprit. La fluxion périodique n'a pas les allures des maladies inflammatoires. Les phénomènes congestifs qui se remarquent vers les parties extérieures de l'œil ne sont, évidemment, que l'expression du retentissement de la maladie sur les organes voisins.

La fluxion n'est pas davantage une hypersécrétion de la séreuse interne, « conséquence d'une débilitation de l'économie, » car elle se remarque aussi bien sur les sujets pléthoriques que sur ceux qui sont anémiques.

Elle ne saurait, non plus, être rattachée aux fièvres intermittentes, qui sont des maladies *générales*.

Enfin, M. Reynal a démontré qu'elle n'avait pas de rapport avec le glaucome. (*Nouveau Dictionnaire*).

Ainsi, l'étude de la fluxion périodique n'est pas plus avancée sous le rapport de la nature de l'affection que sous celui de son étiologie. Si l'on veut aboutir à un résultat qui ait des chances d'être l'expression de la vérité, il faut, sur ces deux points, chercher d'un autre côté, il faut sortir des sentiers battus et se placer sur un terrain nouveau.

L'examen des circonstances qui coïncident avec le développement de la fluxion nous montre que cette affection a toutes les allures des maladies parasitaires à génération alternante. En effet, elle est particulière à certaines espèces, et elle est endémique dans certaines localités et absolument inconnue dans d'autres.

L'idée de rattacher la fluxion des yeux au groupe des maladies parasitaires n'est pas d'ailleurs absolument neuve. Seulement, comme jusqu'ici on a placé le siège de la maladie dans la chambre antérieure de l'œil ; comme on a vu dans la formation de l'hypopion son caractère dominant, son élément principal, c'est dans cette région qu'on a cherché le parasite au lieu de le chercher dans le *cristallin*, où il nous paraît plus rationnel de placer le véritable siège de la fluxion.

La transformation du cristallin est, en effet, le seul phénomène permanent et constant de la fluxion périodique ; la cataracte partielle ou générale est bien le dernier terme de cette maladie.

Quant aux autres lésions, nous ne les considérons que comme des épiphénomènes de la maladie. Il est connu que tout organe, dont les fonctions sont altérées, subit des modifications morphologiques. L'opacité partielle ou générale du cristallin ayant pour effet de restreindre ou d'annihiler, suivant le cas, la fonction visuelle, l'atrophie de la rétine et les modifications anatomiques de quelques autres membranes de l'œil peuvent parfaitement en être la conséquence.

Pour être admise comme vérité scientifique, l'opinion que nous venons de risquer demande impérieusement à être confirmée par l'expérimentation. Aussi, si nous l'avons produite sans autres preuves que celles tirées de l'induction et de l'observation clinique (1), c'est qu'elle nous semble assez bien répondre à l'interprétation des faits, mieux, en tout cas, que celles qui ont été émises jusqu'ici ; c'est surtout parce qu'elle aura sans doute comme effet de provoquer de nouvelles recherches dans le but d'arriver à résoudre définitivement la question d'étiologie de la fluxion périodique !

———

Depuis que ce travail a été rédigé, la théorie parasitaire de la fluxion périodique a trouvé un nouvel adepte. M. Krzysztofowicz, prétend que cette maladie est due à des champignons qui évolueraient sur la cornée et pénétreraient même dans l'intérieur de l'œil.

---

(1) Dans toute la partie de la plaine de Tarbes, qui se trouve au midi de cette ville, la fluxion périodique est extrêmement rare. Au-dessous de Tarbes, au contraire, elle est d'une fréquence exceptionnelle, surtout sur le territoire des communes de Bordères et d'Andrest. A mesure qu'on s'éloigne vers le nord, les chevaux qui présentent des altérations de l'œil, par suite d'atteintes de fluxion, deviennent moins nombreux.

A quelle cause attribuer la fréquence exceptionnelle de la maladie dans la région immédiatement au nord de Tarbes ? On serait tout d'abord porté à accuser l'*hérédité*. Et pourtant, nous devons écarter cette influence ; car des poulinières, qui ont eu de nombreux accès de fluxion, donnent naissance à des produits qui restent sains lorsqu'ils sont émigrés de bonne heure vers des localités où la maladie n'existe pas. Nous ne voyons que l'*infection* qui puisse expliquer le fait : Si la maladie est si fréquente à Andrest et à Bordères, ne serait-ce pas parce que les prairies, où vont pacager les juments livrées à la reproduction, reçoivent directement les eaux des égouts de Tarbes, par le canal de dérivation de l'Adour qui traverse cette ville ; condition qui serait favorable à la vie extérieure du germe supposé ! Quoi qu'il en soit, il semble y avoir là une relation de cause à effet.

Contribution à l'étude des phénomènes de la virulence.

On n'est pas d'accord sur la question de savoir si le placenta est perméable ou imperméable aux virus ; en d'autres termes, si l'infection de la mère doit entraîner celle du produit.

S'inspirant des expériences de Brauell (de Dorpat), qui, le premier, a démontré que le sang d'un fœtus porté par une mère charbonneuse (sang de rate) n'est pas virulent ; de M. Davaine et de M. Chauveau, qui, outre l'absence de virulence dans ce sang, ont constaté celle de la bactéridie, quelques auteurs avaient primitivement conclu que le placenta oppose une barrière infranchissable aux virus.

D'autres, se basant sur des faits avérés de transmission de la syphilis, de la clavelée, de la variole,..... de la mère à son produit, avaient formulé une conclusion différente.

La détermination de la nature réelle du sang de rate avait en quelque sorte concilié ces deux opinions. On avait dès lors admis l'existence de deux espèces de virus : les uns représentés par des éléments *figurés*, les autres *liquides*. C'est à ces derniers seuls que le placenta aurait livré passage.

Mais un nouvel élément est venu compliquer le problème. Dans ces derniers temps, MM. Arloing, Cornevin et Thomas ont constaté la présence du microbe, du charbon symptomatique — charbon *bactérien* (Chauveau) — dans le sang des fœtus portés par des mères infectées. Par suite de cette constatation, on se trouve en présence de faits absolument contradictoires : d'une part, un élément virulent *figuré* — la bactéridie — à l'égard duquel le placenta représente une barrière infranchissable ; d'autre part, la bactérie, ayant la même constitution physique que la bactéridie, et qui pourtant traverse sûrement le placenta. A quoi tient cette différence ? C'est ce que nous allons essayer de déterminer.

Bien que les maladies virulentes soient *générales*, la plupart des virus effectuent leur évolution dans un système anatomique particulier : les uns, dans le système conjonctif ; d'autres, dans le système tégumentaire, externe et interne ; d'autres encore, dans le milieu sanguin lui-même.....

Tout virus qui, comme la bactéridie du sang de rate, appartient à cette dernière catégorie, ne doit pas se retrouver dans le sang des fœtus, puisque les circulations maternelle et fœtale sont indépendantes. Mais il doit en être tout autrement s'il s'agit de virus qui évoluent dans le système conjonctif. Du moment que ces virus ont la propriété d'altérer la texture du placenta, ils doivent pouvoir le traverser et arriver ainsi dans la circulation fœtale.

Pas n'est besoin, par conséquent, de faire intervenir l'état physique des virus pour expliquer la pénétration du placenta par certains d'entre eux : le phénomène est d'ordre purement morphologique.

En nous basant sur les données qui précèdent et que nous avons lieu de croire exactes, nous formulerons donc les propositions suivantes :

Si certains virus traversent le placenta, ce n'est qu'après avoir altéré sa texture.

L'opinion qui considère le placenta comme imperméable aux éléments figurés — non virulents — *n'est pas controuvée par le fait de l'infection des fœtus portés par des mères atteintes de charbon symptomatique.*

Ajoutons qu'on ne doit pas forcément retrouver la bactéric charbonneuse, les microbes syphilitique, varioleux, etc., dans le sang des fœtus portés ou nés de mères infectées. L'altération du placenta par le virus demande nécessairement un certain temps. L'infection du fœtus n'est donc certaine qu'autant qu'il s'est écoulé quelque temps depuis le moment où la mère a été elle-même infectée : en thèse générale, le produit a d'autant plus de chance d'échapper à l'infection que celle de la mère a lieu à une époque plus éloignée de la conception.

Les mêmes considérations peuvent s'appliquer à la question de savoir si l'infection peut s'effectuer par les voies digestives.

Sur ce point encore, les opinions sont divisées. Certains auteurs nient la possibilité de l'infection par cette voie. D'autres prétendent, au contraire, que la muqueuse digestive n'oppose pas d'obstacle à la pénétration des virus dans l'organisme. « De nos jours, dit **M. Galtier**, un assez grand nombre de vétérinaires ne croient pas que les maladies contagieuses puissent se transmettre d'un animal malade à un animal sain par l'absorption du virus dans les voies digestives ; c'est là une grosse erreur..... » (1)

Nous admettons bien, avec **M. Galtier**, que *certains* virus peuvent arriver dans le milieu sanguin par les *voies digestives* — en l'absence de toute lésion préalable de la muqueuse — mais est-ce par une véritable *absorption* physiologique ? Ne se produirait-il pas plutôt ici un phénomène analogue à celui que nous avons admis lorsqu'il s'est **agi** d'expliquer la présence de certains virus dans le sang fœtal : infection possible par les virus qui évoluent dans le système tégumentaire, impossible par les autres.

Ainsi se trouverait confirmée, par l'induction biologique, cette assertion émise par **M. Boutet**, il y a trente ans ; à savoir : « que l'alimentation de l'homme et des animaux avec des débris cadavériques provenant de bêtes charbonneuses (sang de rate) ne produit jamais le moindre effet malfaisant. »

Ainsi encore trouverait son explication le résultat obtenu par **M. Colin** (d'Alfort), qui, pendant plusieurs jours, a nourri des lapins avec des substances arrosées de sang charbonneux (charbon bactéridien) sans réussir à faire développer la maladie.

---

(1) *Traité de police sanitaire.*

Lyon.— Imp. Schneider frères, quai de l'Hôpital, 12.